아기는 어떻게 태어날까?

지음 페르 홀름 크누센
옮김 정주혜

담푸스 지식 그림책 05
아기는 어떻게 태어날까?

초판 1쇄 펴낸 날 | 2017년 2월 27일
초판 6쇄 펴낸 날 | 2020년 10월 2일

지음 페르 홀름 크누센 | **옮김** 정주혜 | **펴낸이** 이종미 | **펴낸 곳** 담푸스 | **대표** 이형도 | **등록** 제395-2008-00024호
주소 (우)10881 경기도 파주시 회동길 219, 4층
전화 031)919-8510(편집) | 031)907-8512(마케팅) | 031)919-8511(주문관리)
팩스 0303)0515-8907 | **인스타그램** @dhampus_book
메일 dhampus@dhampus.com | **홈페이지** http://dhampus.com
편집 김현정 | **마케팅** 윤정하 | **경영지원** 김지선 | **디자인** 박정현

ISBN : 978-89-94449-82-1   73850

이 도서의 국립중앙도서관 출판예정도서목록(CIP)은 서지정보유통지원시스템 홈페이지(http://seoji.nl.go.kr)와 국가자료공동목록시스템(http://www.nl.go.kr/kolisnet)에서 이용하실 수 있습니다. (CIP제어번호 : CIP2017003047)

Sådan får man et barn
copyright © Per Holm Knudsen & Borgen, Copenhagen 1971. Published by agreement with Gyldendal Group Agency All rights reserved

Korean translation copyright © 2017 by Dhampus Publishing Co.
Korean translation rights arranged with Gyldendal Group Agency
through EYA (Eric Yang Agency).

이 책의 한국어판 저작권은 EYA(Eric Yang Agency)를 통한 Gyldendal Group Agency 사와의 독점계약으로 '담푸스'가 소유합니다.
저작권법에 의하여 한국 내에서 보호를 받는 저작물이므로 무단전재 및 복제를 금합니다.

아기가 어떻게 태어나는지 알려 줄까?
누구한테나 엄마랑 아빠가 있다는 건 알지?
아기가 태어나려면 엄마랑 아빠가 힘을 합쳐야 해.
엄마, 아빠가 언제나 아기와 함께 사는 건 아니야.
하지만 아기는 엄마와 아빠 두 사람이 있어서 태어난 거야.

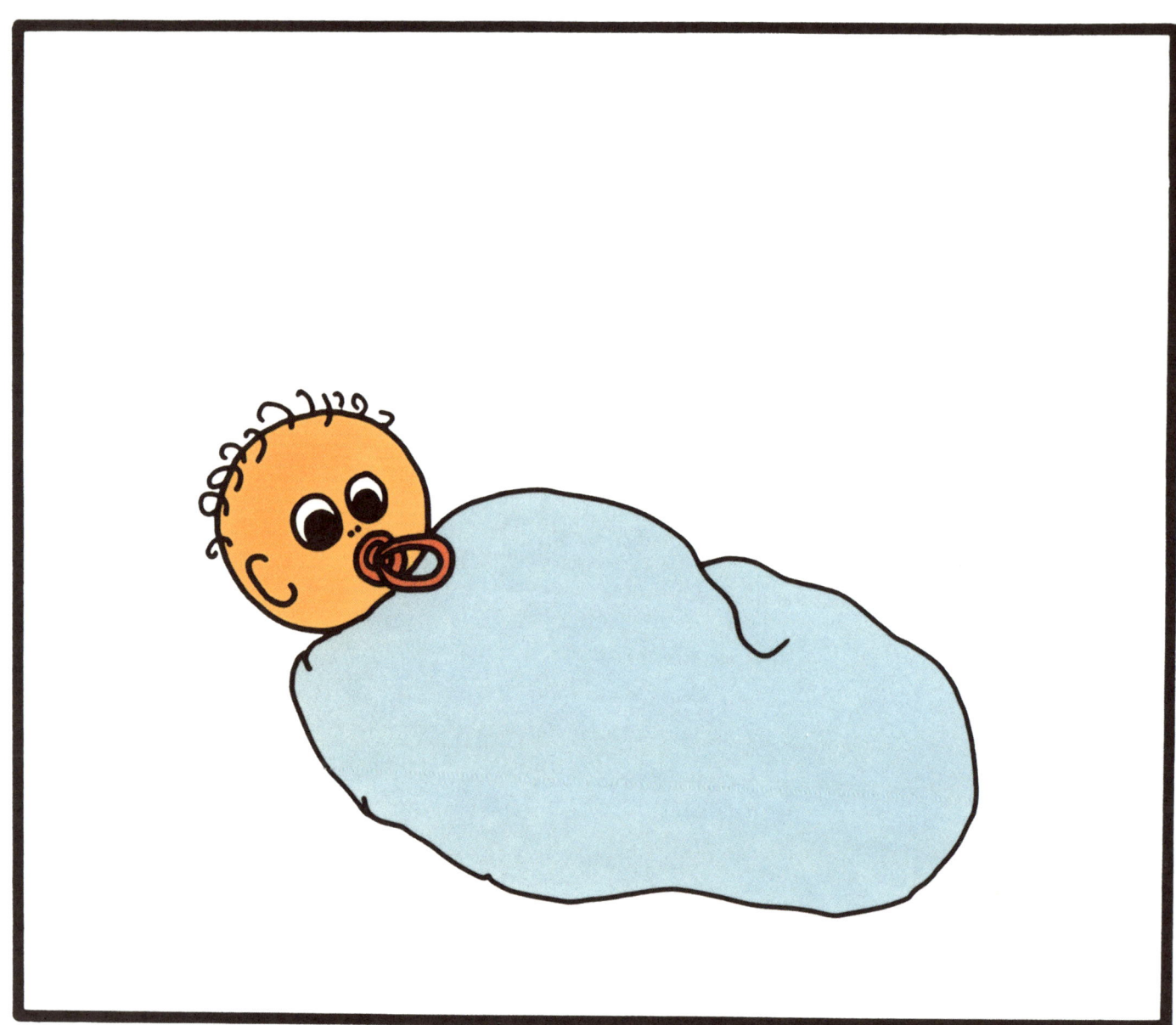

아기가 있네.
이 아기는 어떻게 태어났을까?

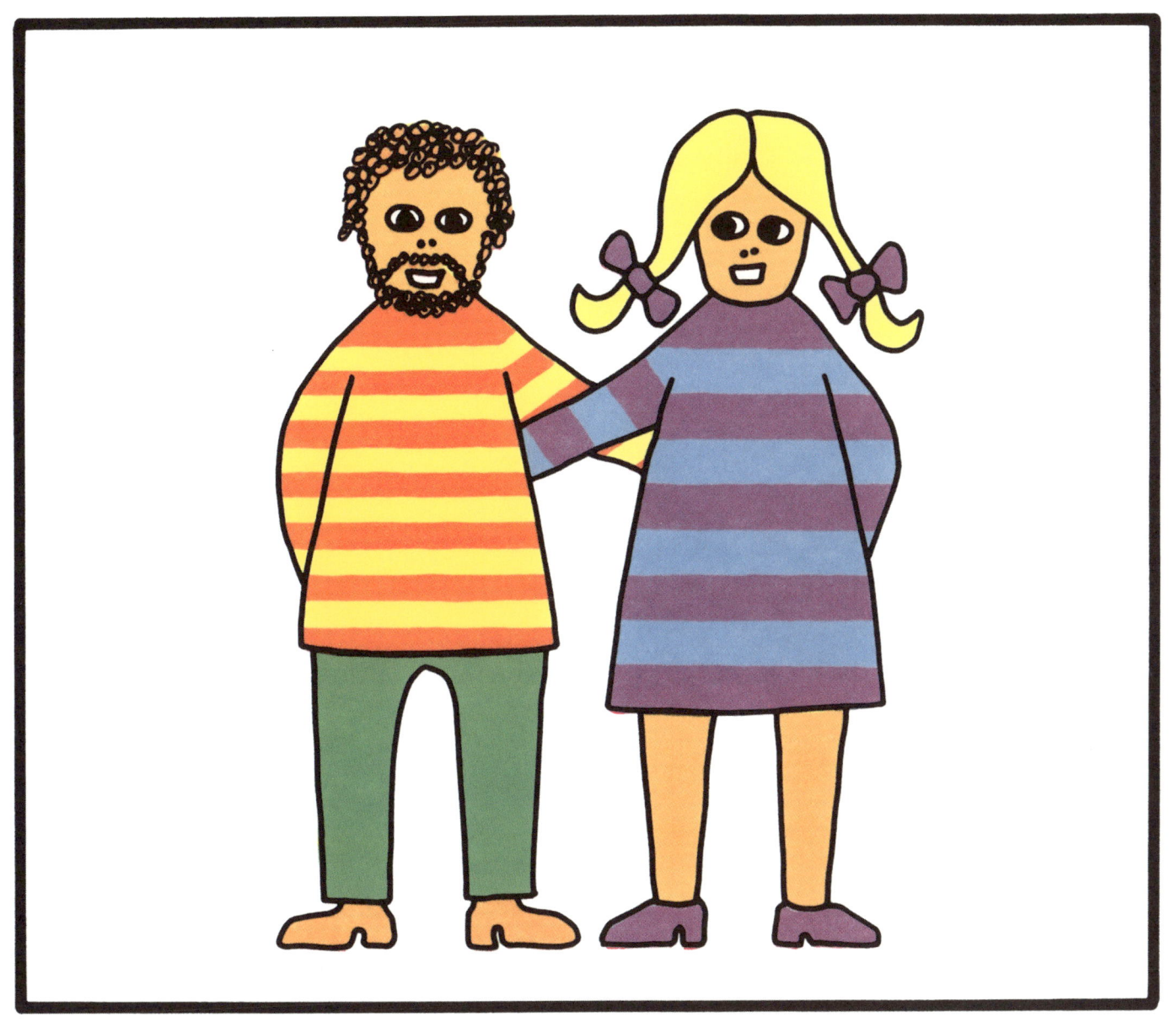

여기 엄마랑 아빠가 있어.
이 두 사람이 아기를 낳을 거야.

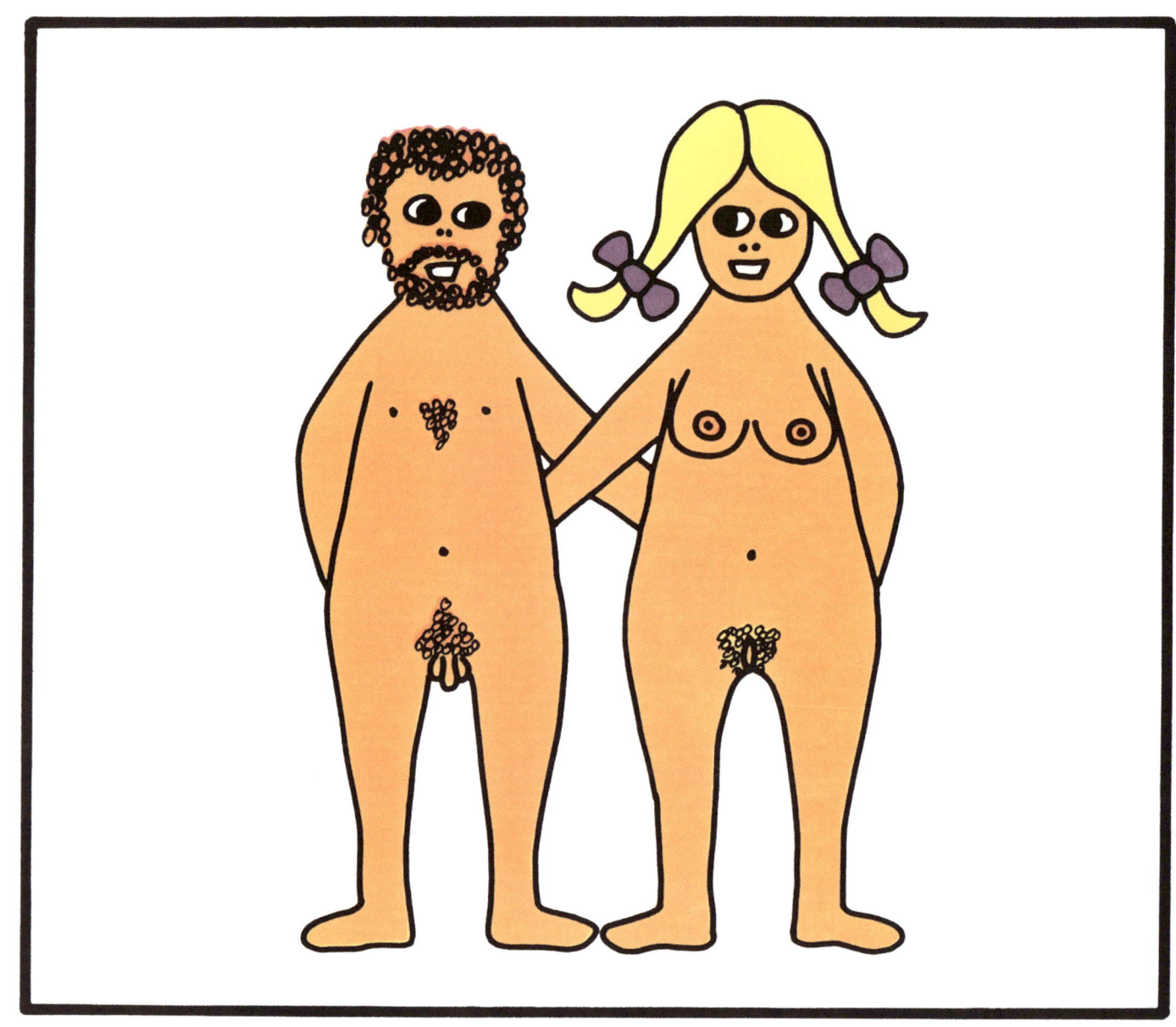

옷을 벗은 엄마랑 아빠야.
엄마에겐 가슴이 있고 다리 사이에 좁은 길이 있어.
그 길을 질이라고 해.

아빠 다리 사이에는 곤봉처럼 생긴 고추가 있어.
고환이라고 하는 주머니도 달려 있지.

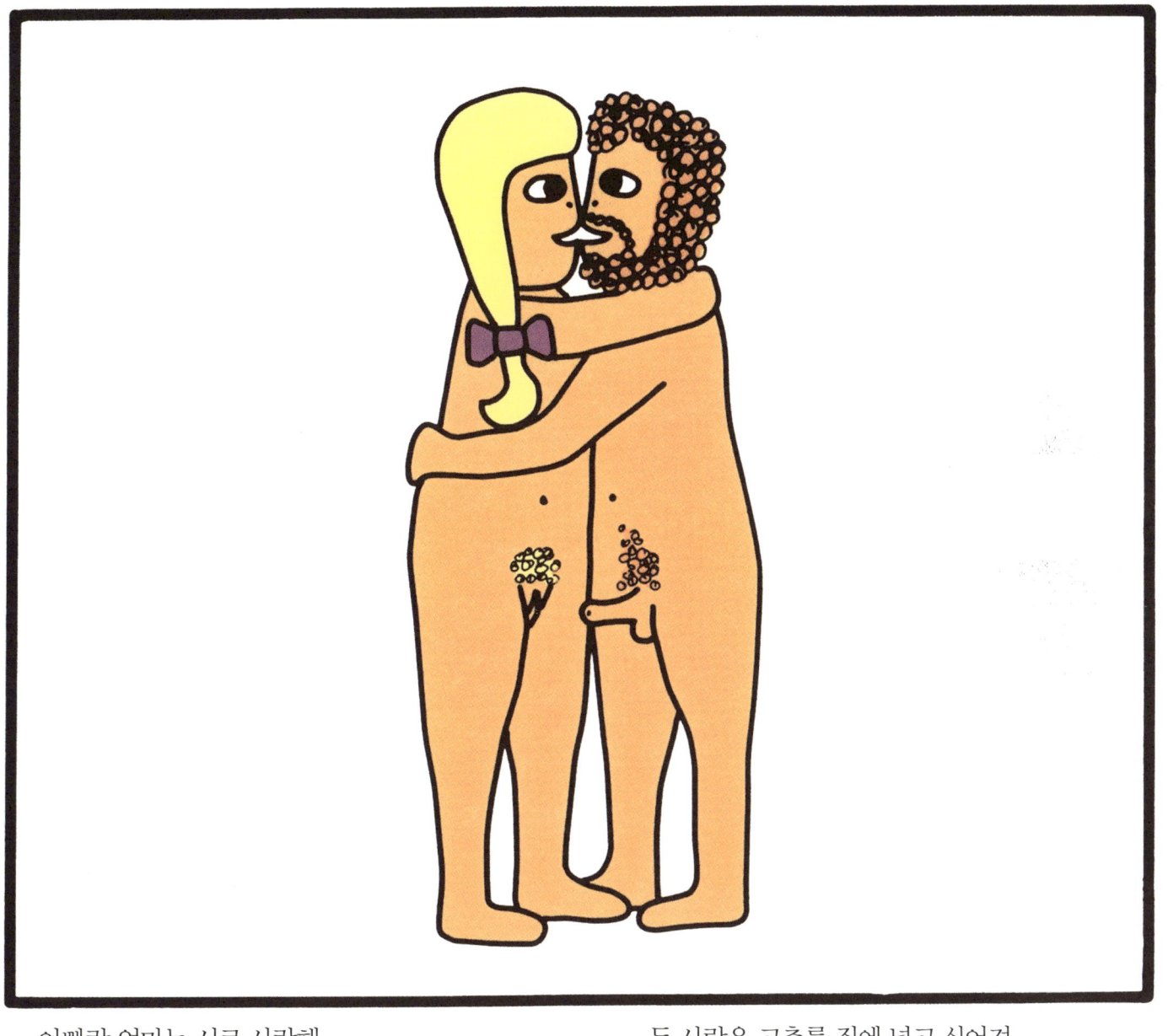

아빠랑 엄마는 서로 사랑해.
그래서 뽀뽀도 하지.
아빠 고추가 커지면서 번쩍 솟아올라.

두 사람은 고추를 질에 넣고 싶어져.
재미있거든.

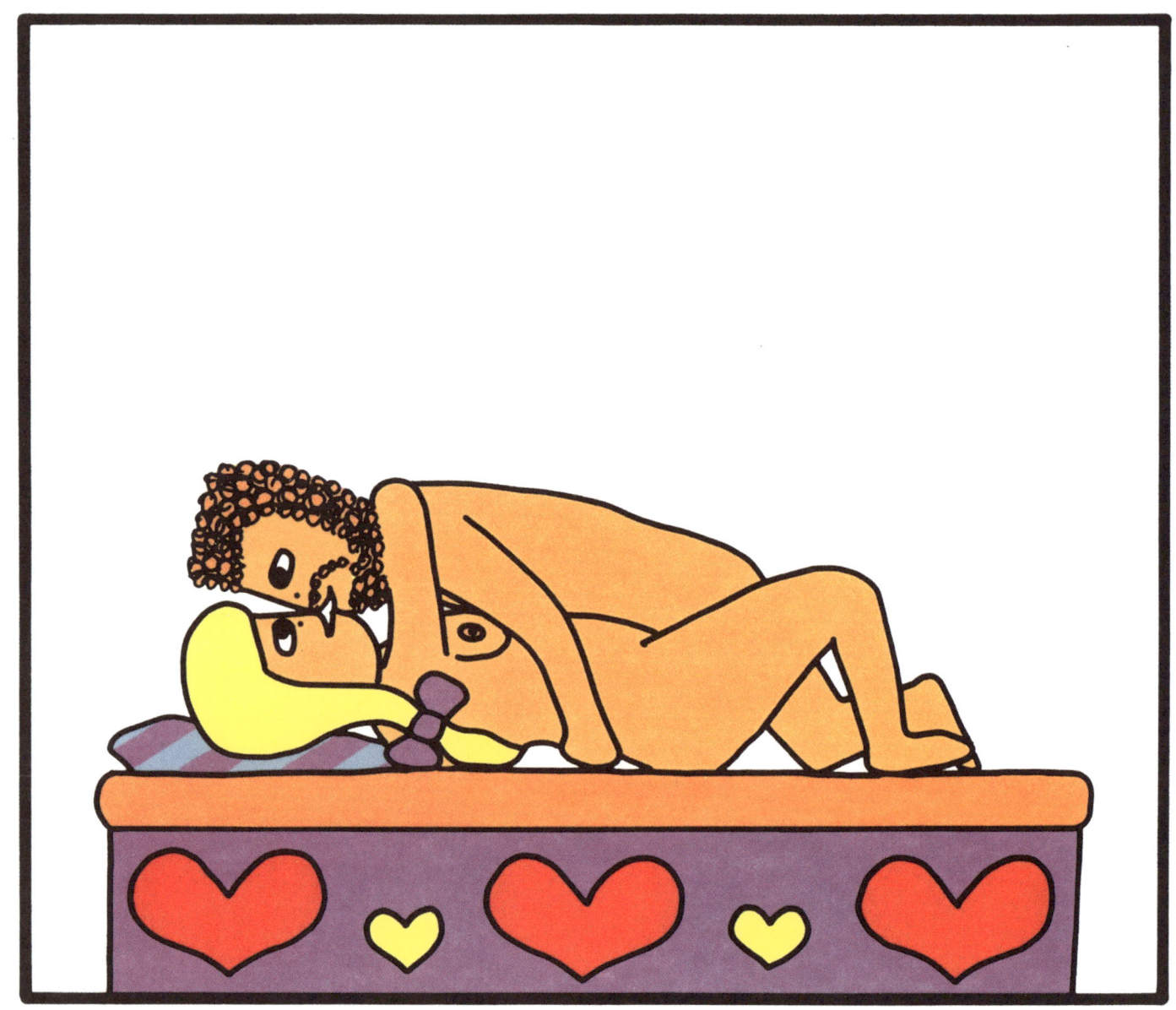

침대에 누워 있는 엄마랑 아빠야.
아빠는 엄마의 질에 고추를 넣어.
그러고는 몸을 위아래로 흔들지.
이 과정을 성교라고 해. 신나고 멋진 일이야.

아기를 만들기 위해선 성교를 해야 돼.
하지만 성교를 한다고 무조건 아기가 생기는 건 아니야.
그렇기 때문에 엄마랑 아빠는 아기를 만들고 싶을 땐
더 정성스럽게 사랑을 나눠.

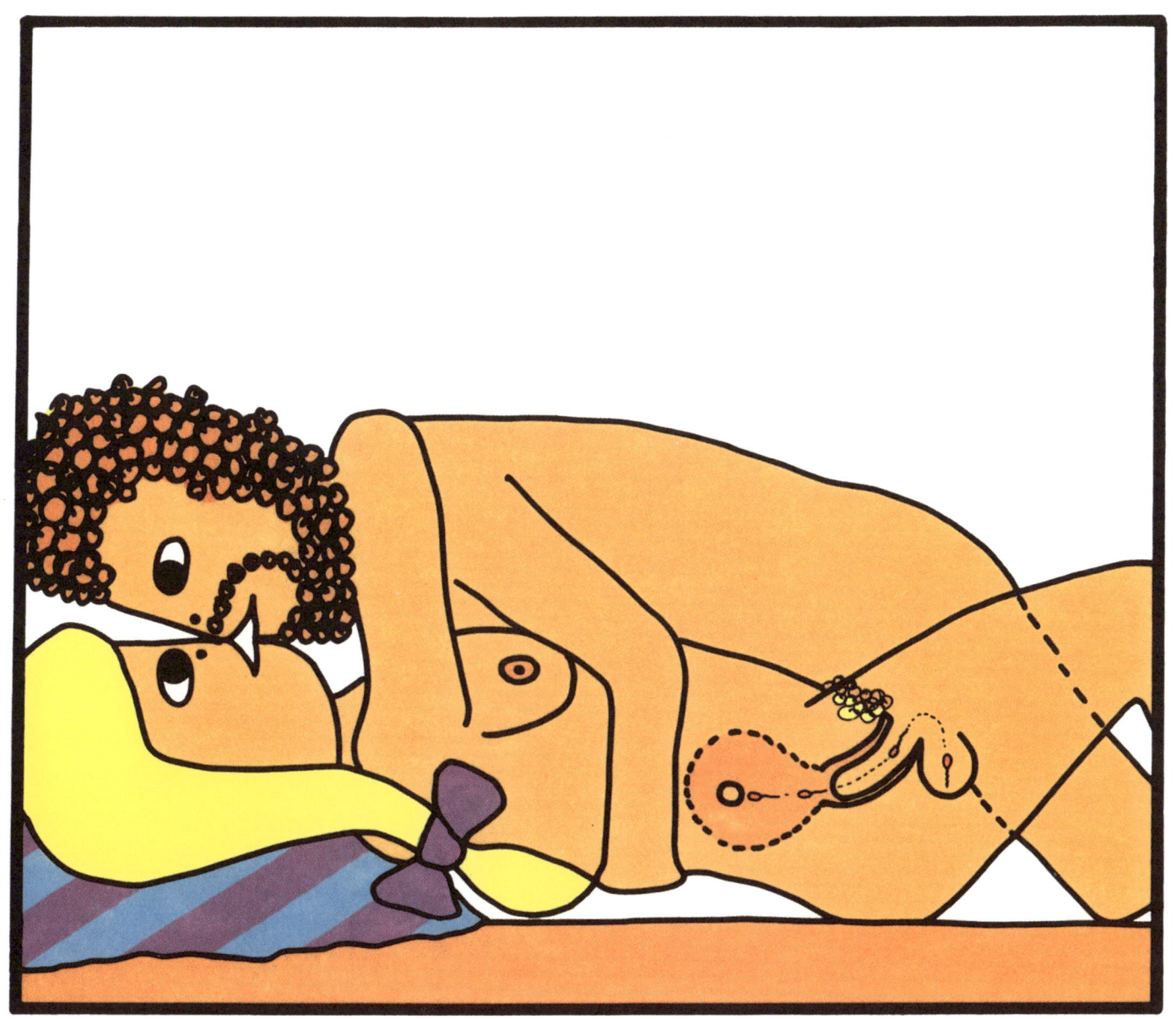

엄마랑 아빠는 서로 무척 사랑해.
아기도 낳고 싶어 하지.
아빠의 고환에는 아기가 될 정자가 아주 많은데,
엄마랑 아빠가 성교를 하면 아빠 고추에서 정자가 나가.

정자는 질을 헤엄쳐서 엄마 배 속의 작은 방으로 가.
자궁이라고 부르는 방이야.
자궁에는 난자라는 작은 알이 있을 때도 있어.

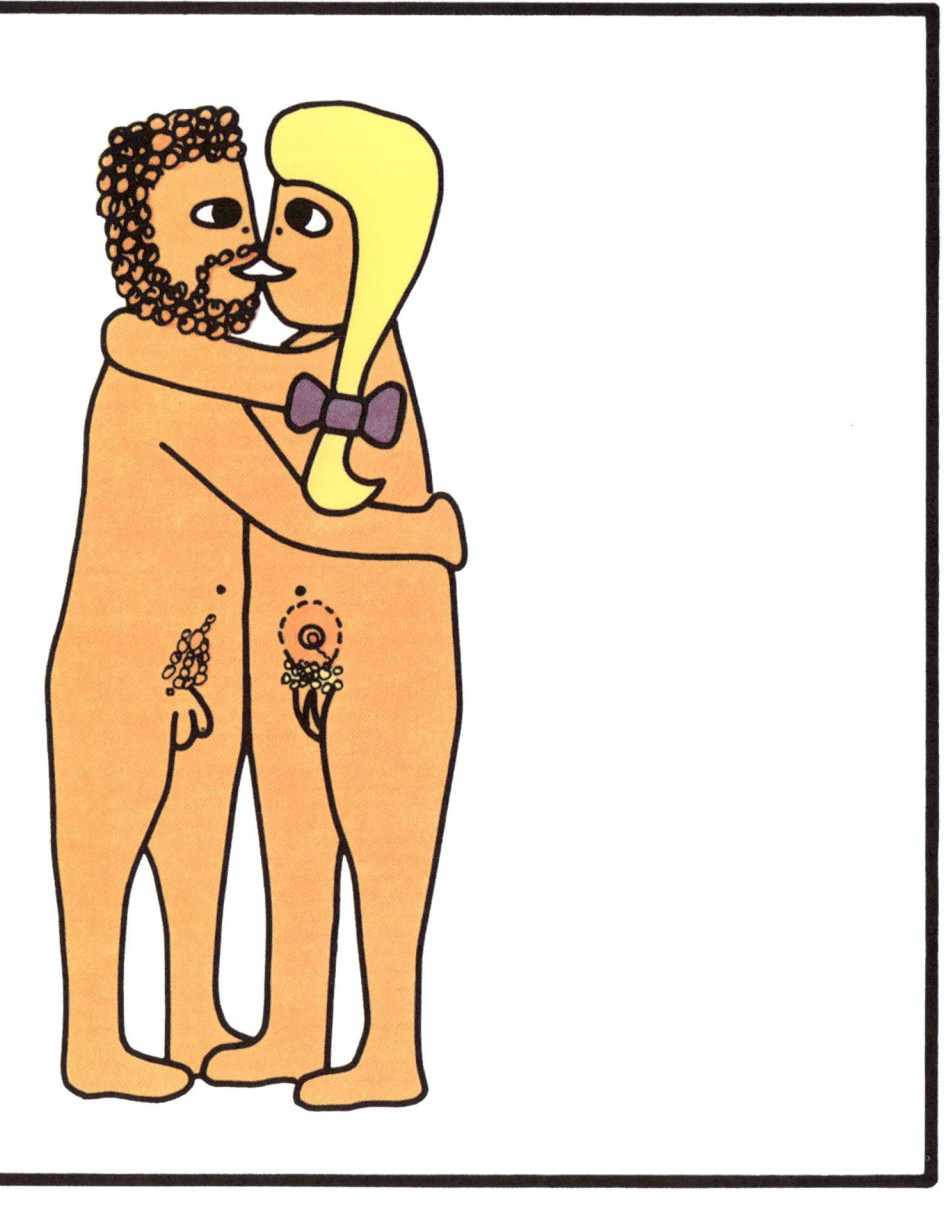

엄마랑 아빠가 일어났어.
두 사람은 재미있었다고 생각해.
또 뽀뽀를 하네.

정자 한 마리가 자궁 안에 있는 난자를 발견해서
들어가려고 해.
엄마랑 아빠는 아직 모르고 있어.

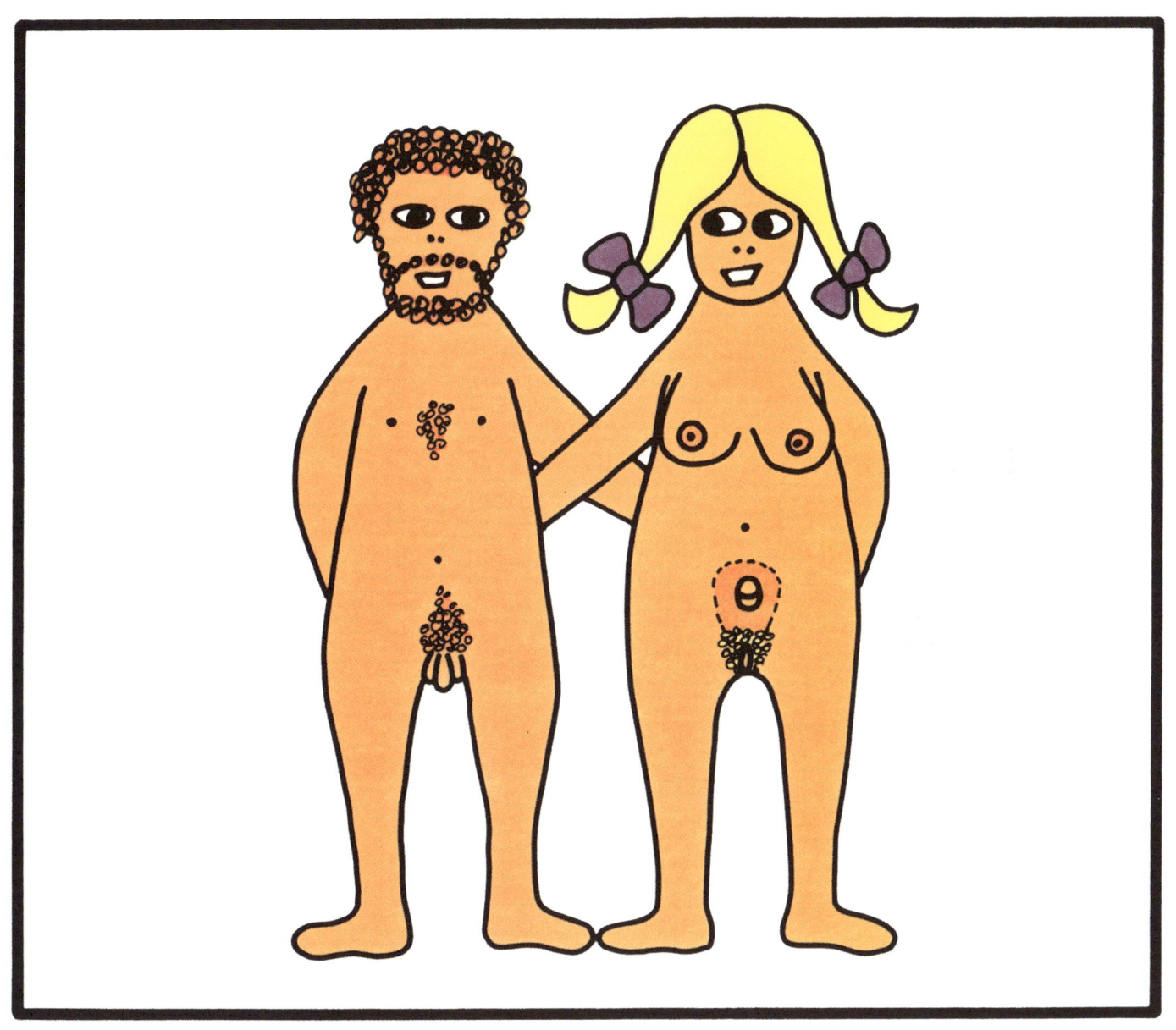

엄마랑 아빠는 정자랑 난자가 만났는지 궁금해.
정자랑 난자가 만나면 수정란이라는 동그란 알이 되거든.
이 작은 알이 아기가 되는 거야.

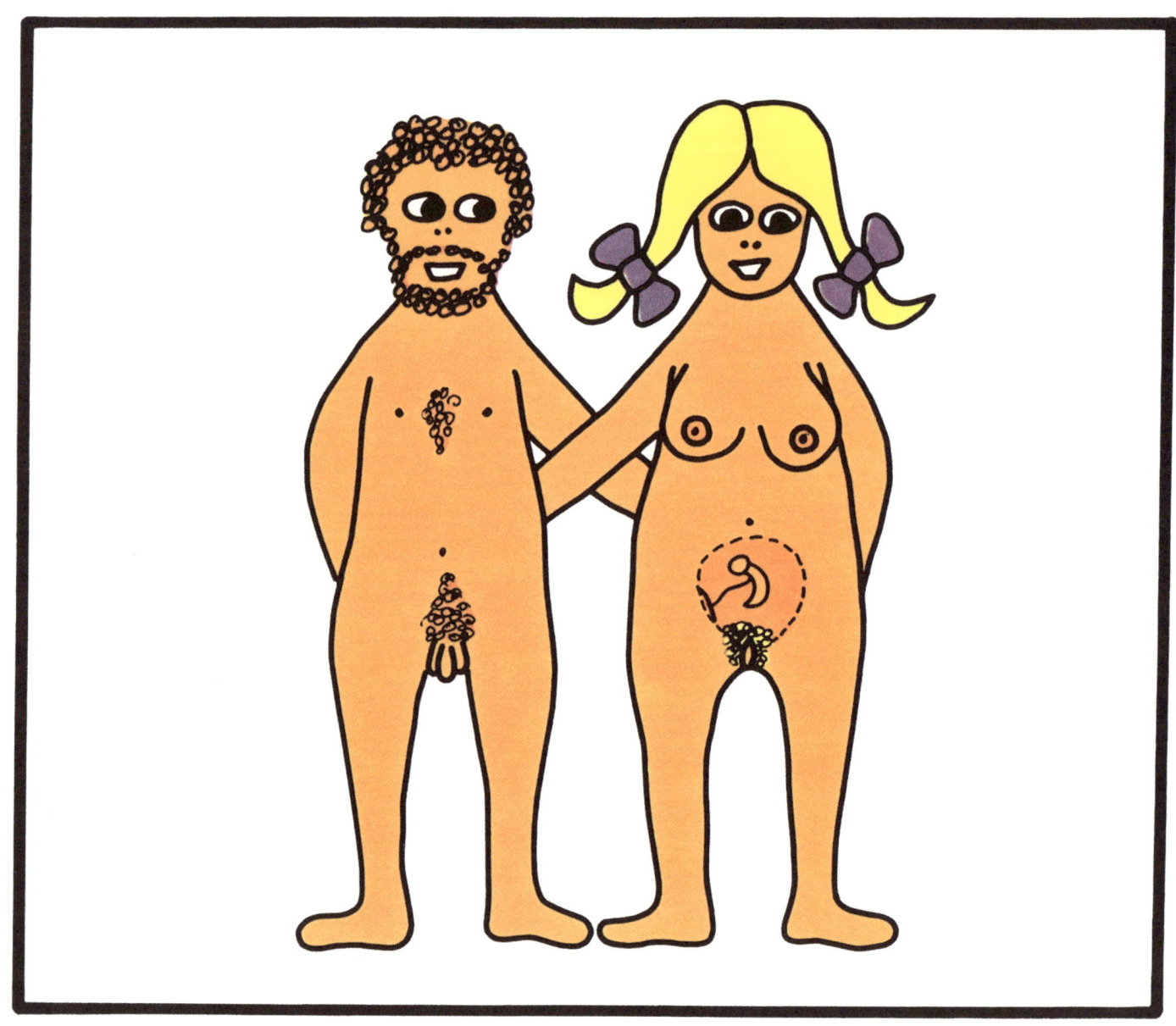

엄마 배 속에 작은 아기가 있어.
엄마랑 아기가 긴 줄로 이어져 있는 게 보일 거야.
이 줄을 탯줄이라고 해.

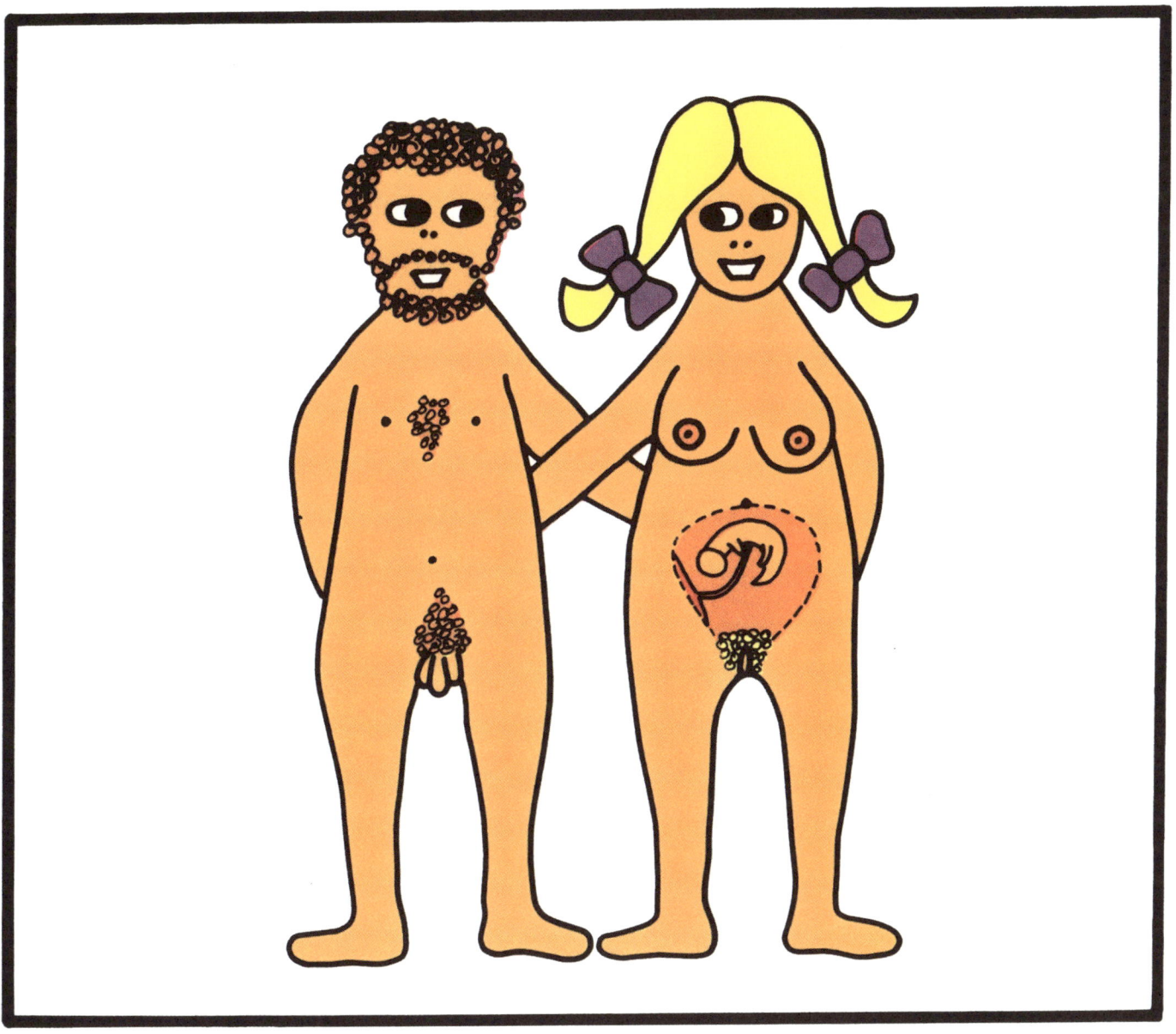

아기는 엄마랑 이어진 탯줄로 음식을 먹는데, 탯줄이 붙어 있는 곳이 태반이야.

아기가 자라서 작은 꼬리가 생겼어. 짧은 팔과 다리도 있네.

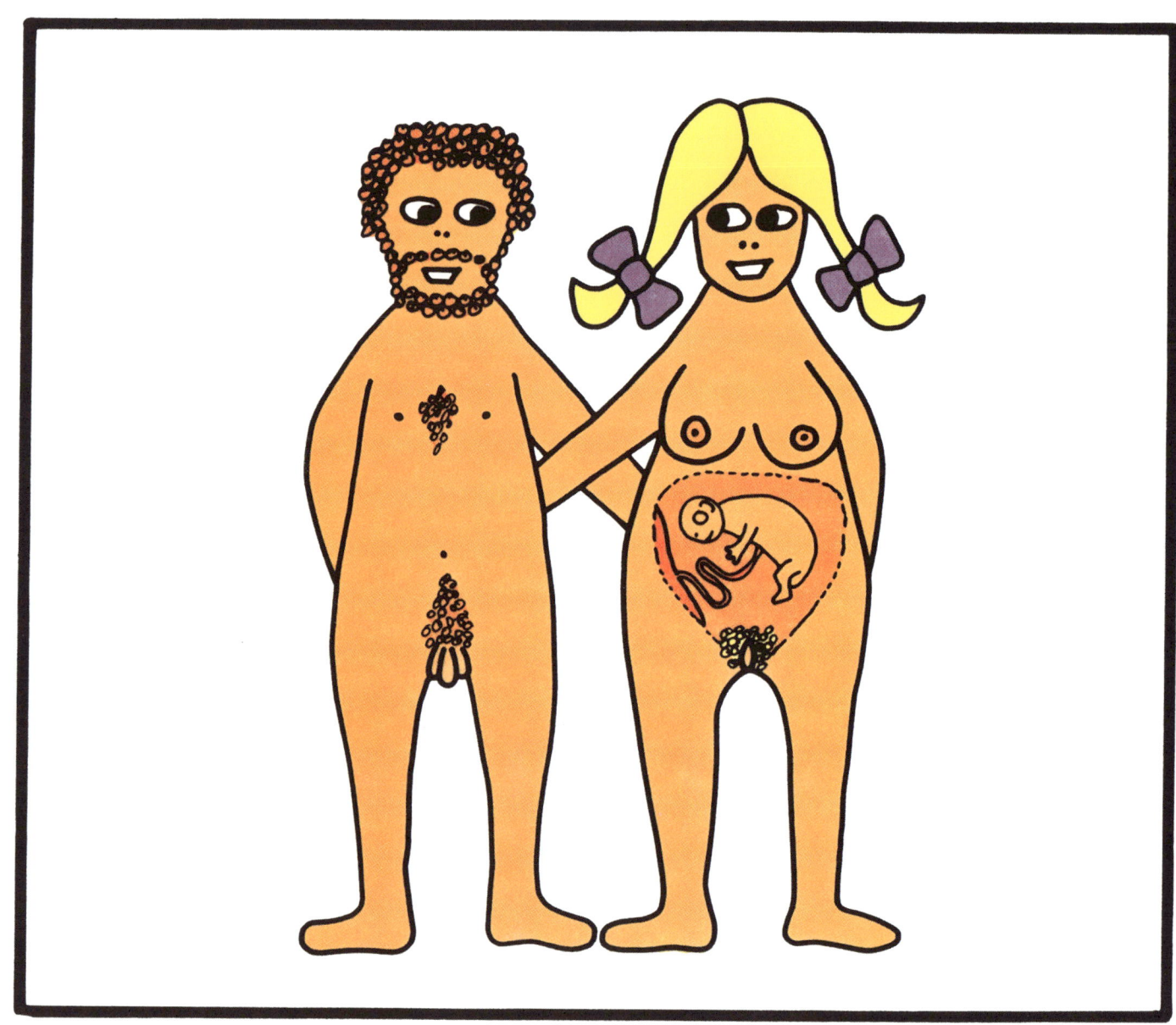

팔과 다리가 길어졌어. 머리도 커졌지.
꼬리는 이제 거의 안 보이네?
태반도 커지고 있어.

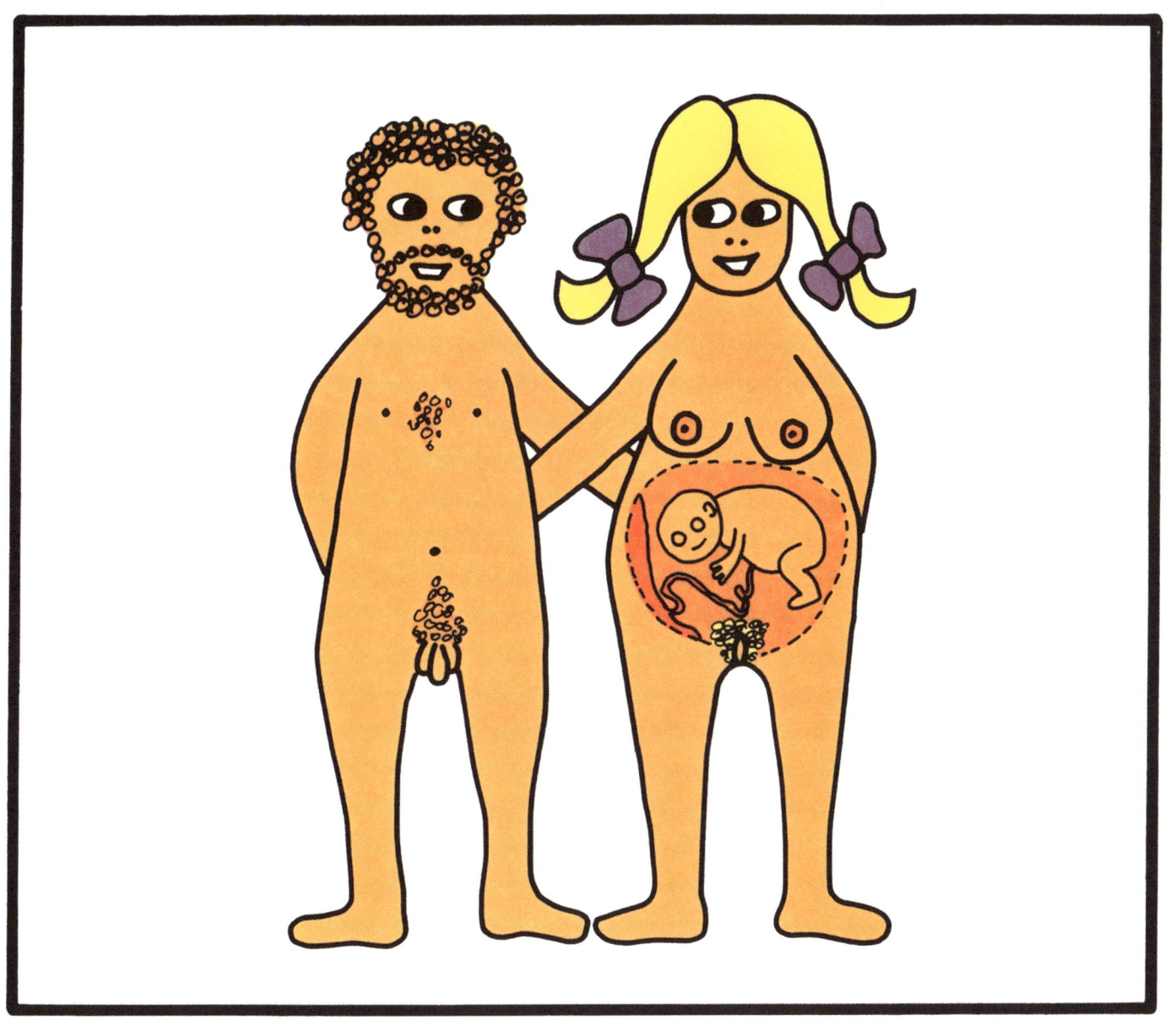

아기에겐 작지만 눈도 있고, 귀도 있어.
엄마의 배 속은 보이지 않지만 아기가 내는 소리를 들을 수는 있지.
아기는 탯줄로 음식을 받아먹으며 자라는 거야.

아기가 커지면 엄마 배도 같이 커져.
아빠는 엄마가 귀엽다고 생각해.

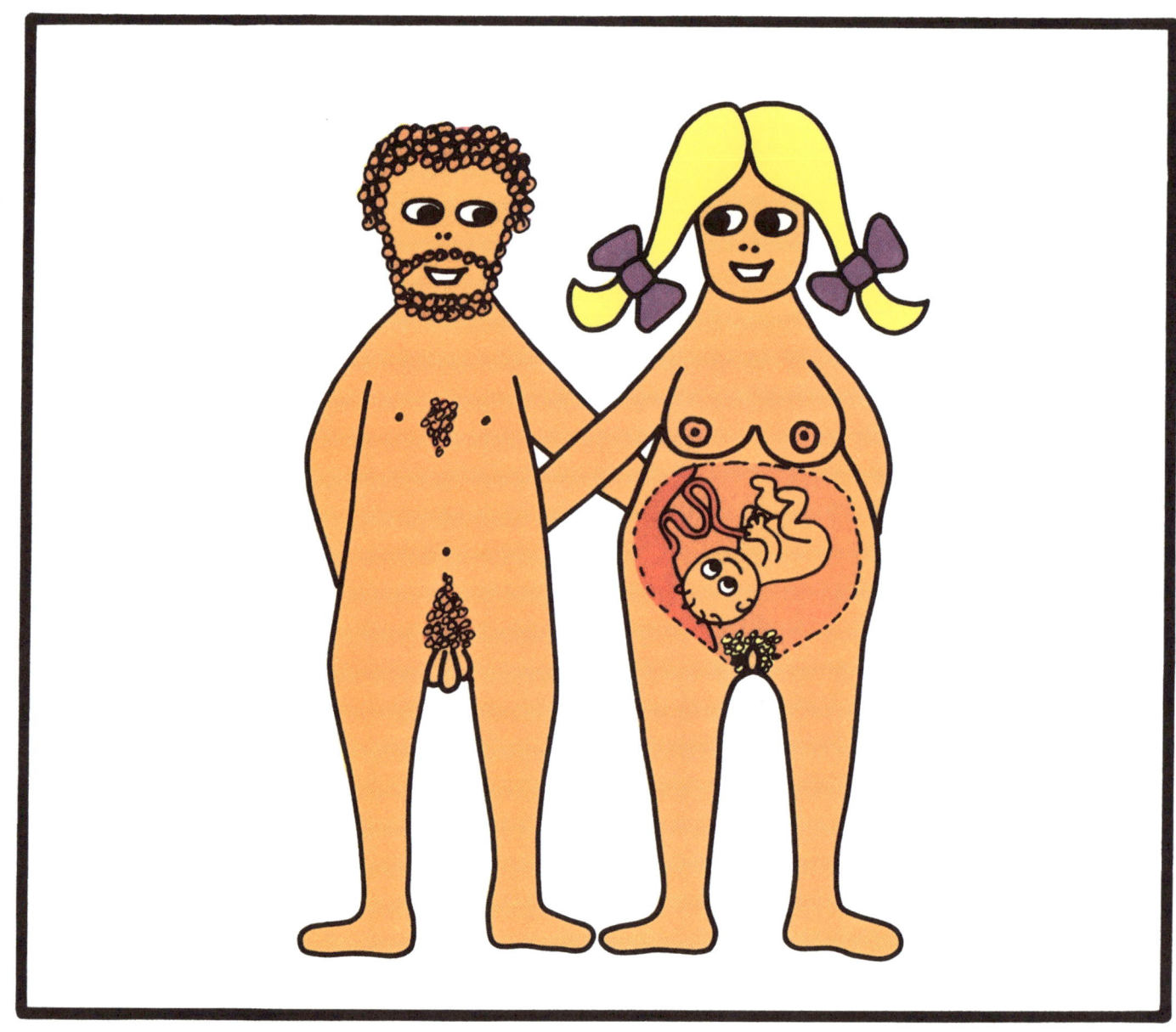

하루가 가고 또 하루가 갔어.
정자랑 난자가 만나서 수정란이 된 지 아홉 달이나 됐네.
이제 아기는 밖으로 나와도 될 만큼 자랐어.

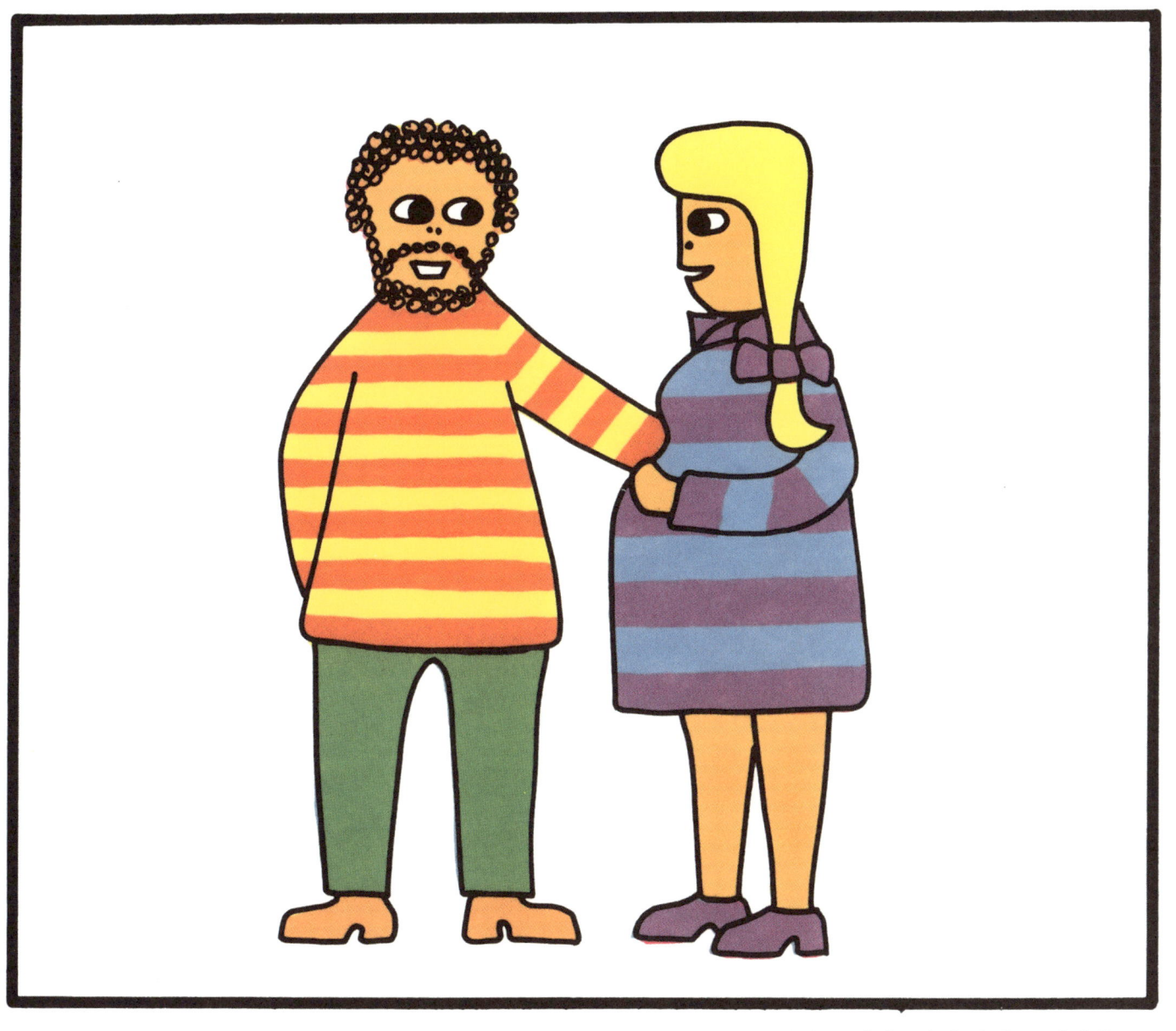

엄마 배가 너무 커져서 옷을 입기 힘들 정도야.
엄마는 아기가 보내는 신호를 알아.

"곧 아기가 태어날 거야. 빨리 만나고 싶다."
엄마가 아빠한테 말하는 게 보이지?

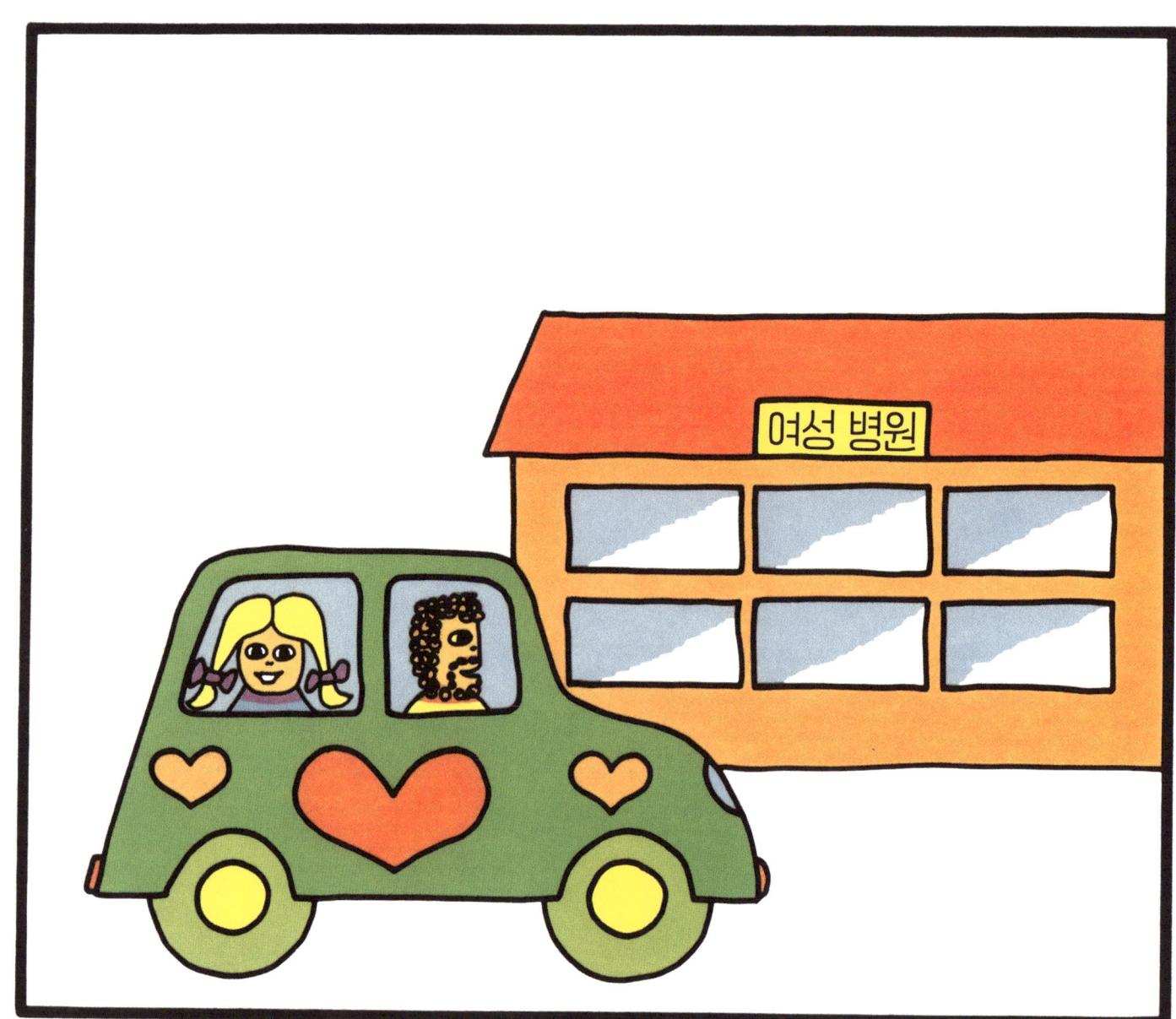

아빠랑 엄마는 함께 병원에 가.

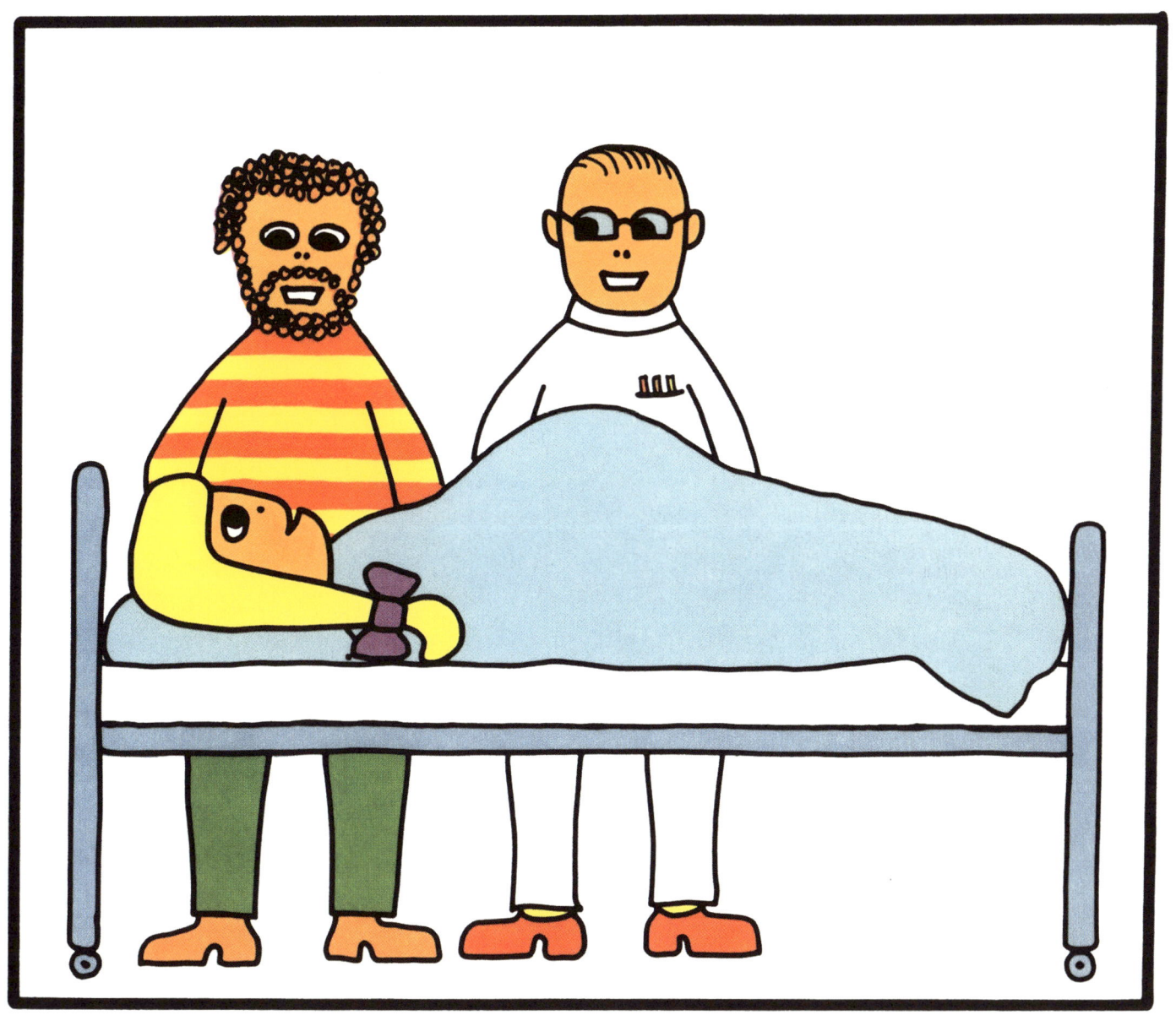

엄마가 침대에 누워 있어.
의사 선생님이 와서
아기 낳는 걸 도와줄 거야.

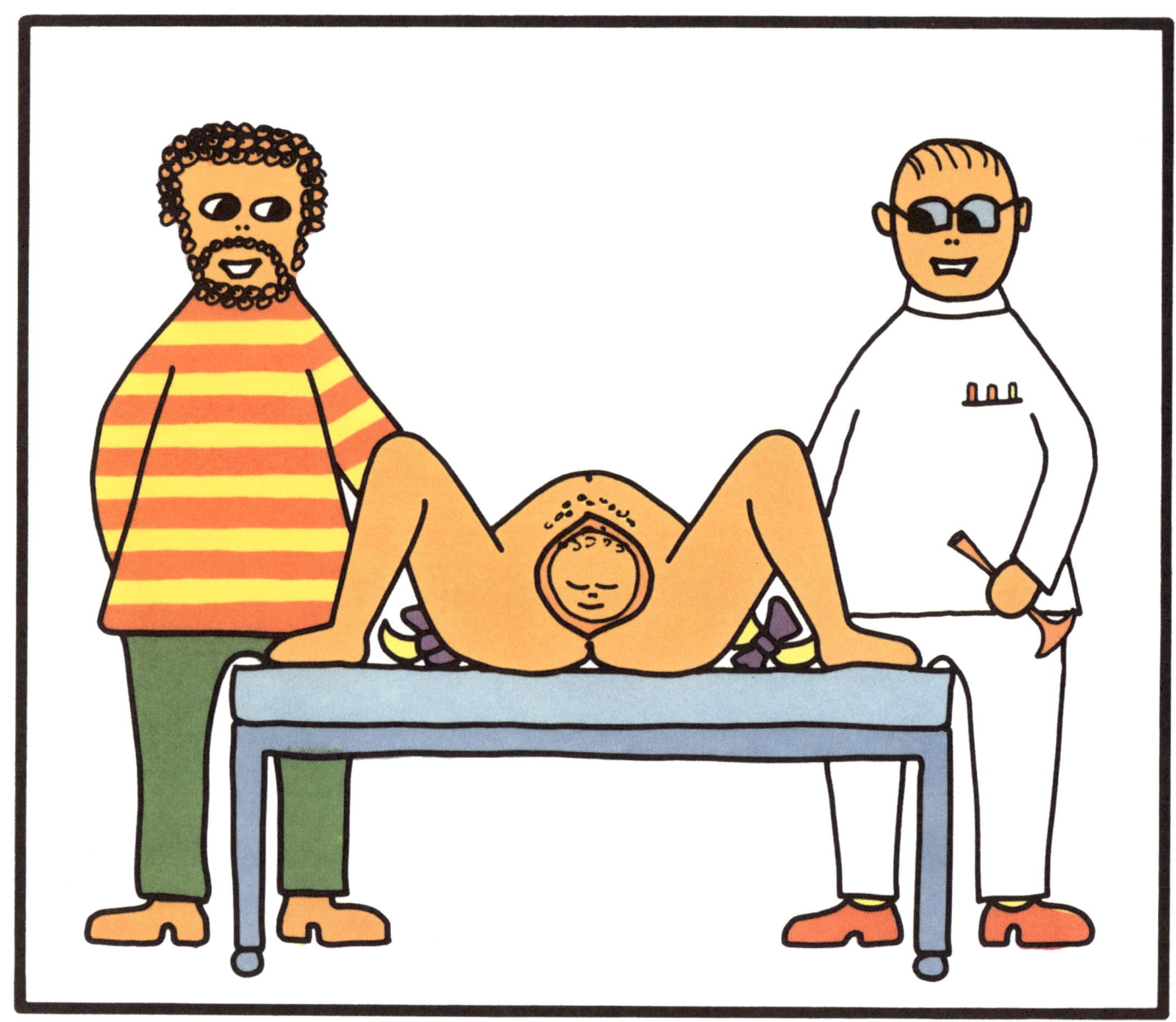

엄마가 아기를 낳기 시작했어.
엄마의 질을 통해 아기 머리가 나오는 게 보이지?

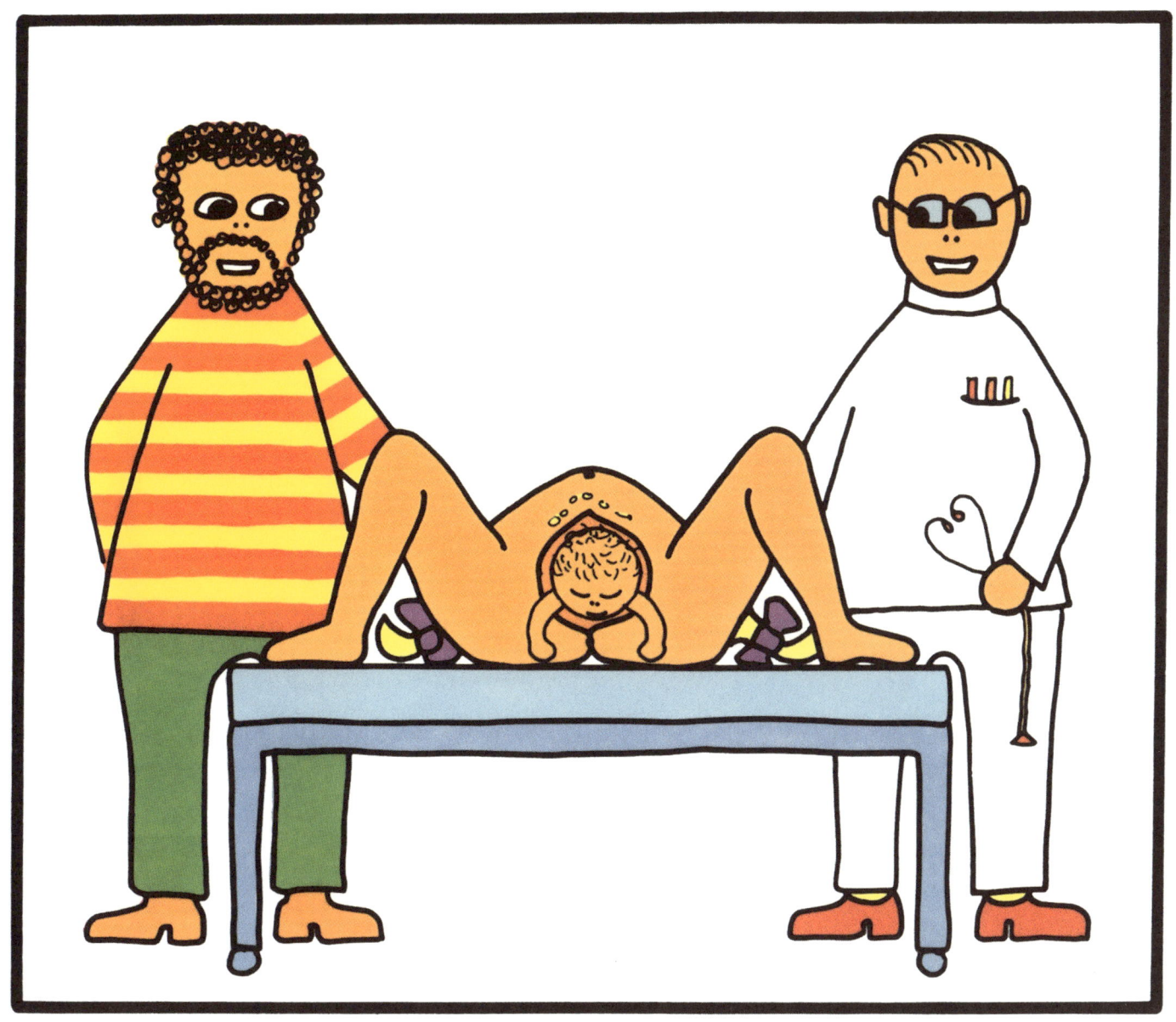

이번엔 팔이 나왔네.

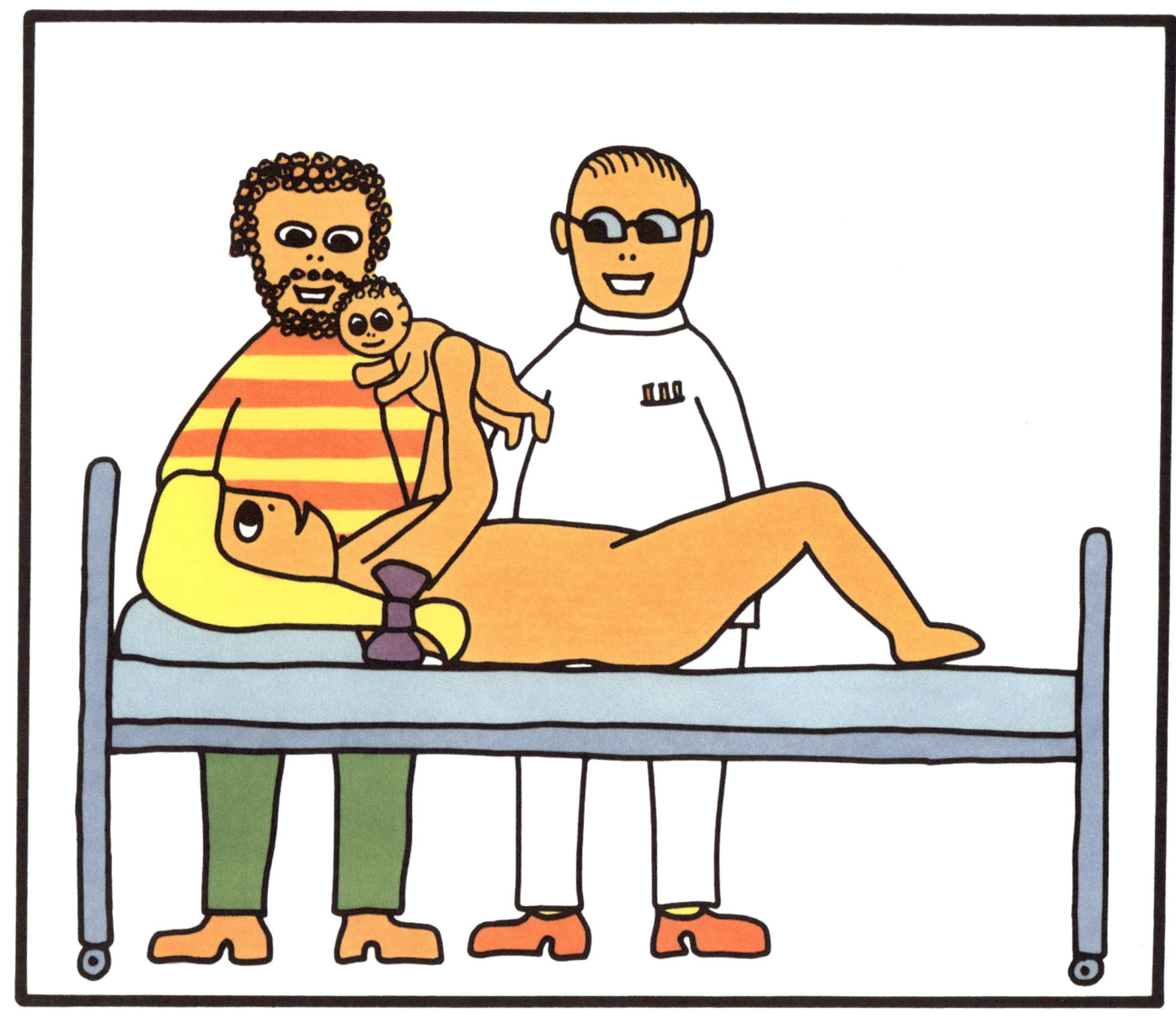

아기가 완전히 나왔어.
아기에게 달려 있던 탯줄은 아빠가 잘랐지.
태반도 같이 나왔어.

정말로 아기를 낳은 거야!

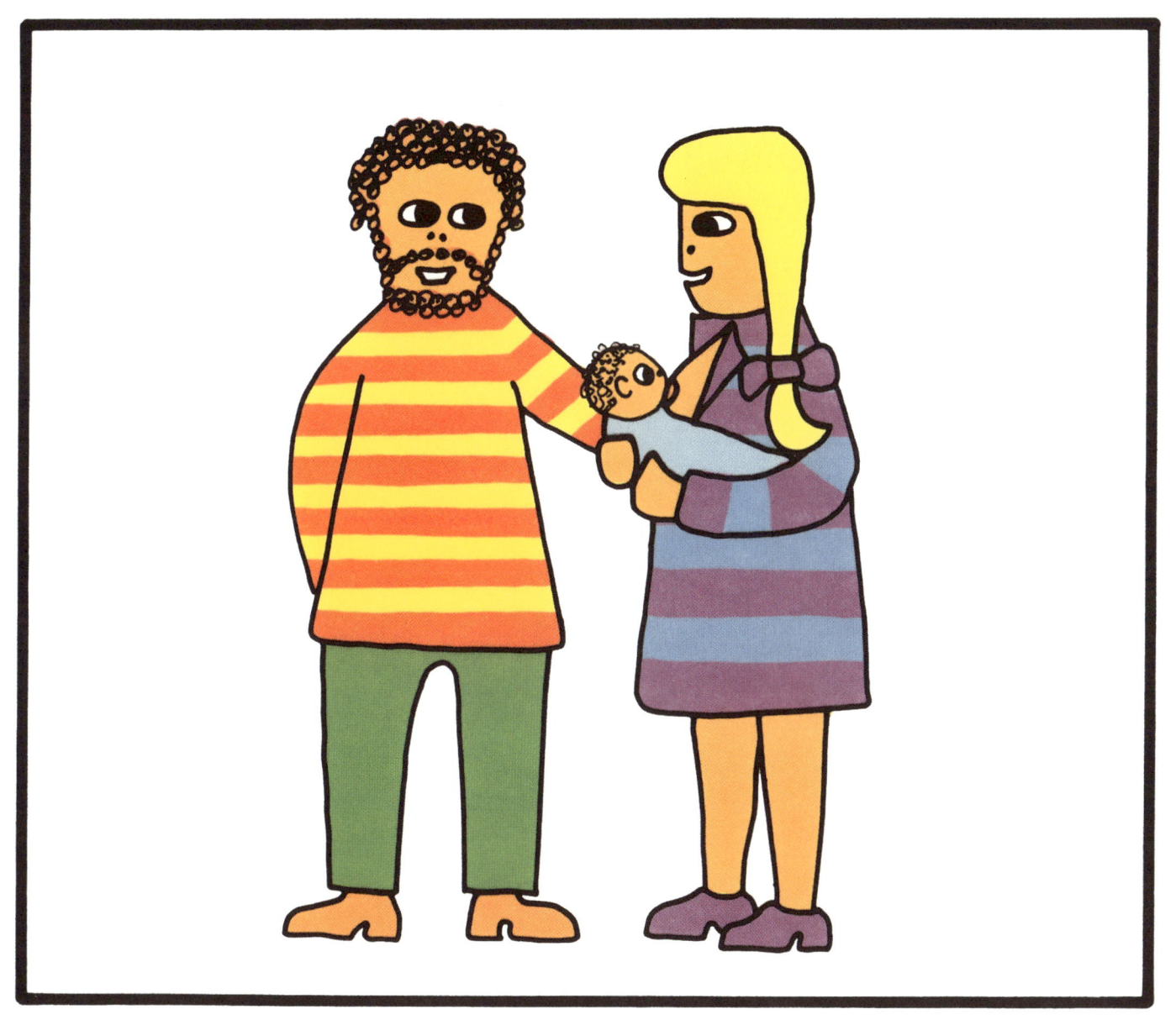

아기가 태어난 뒤에도 엄마랑 아기는
조금 더 병원에서 지내다가 집으로 돌아와.
태어난 아기는 엄마 가슴에서 나오는 젖을 먹어.

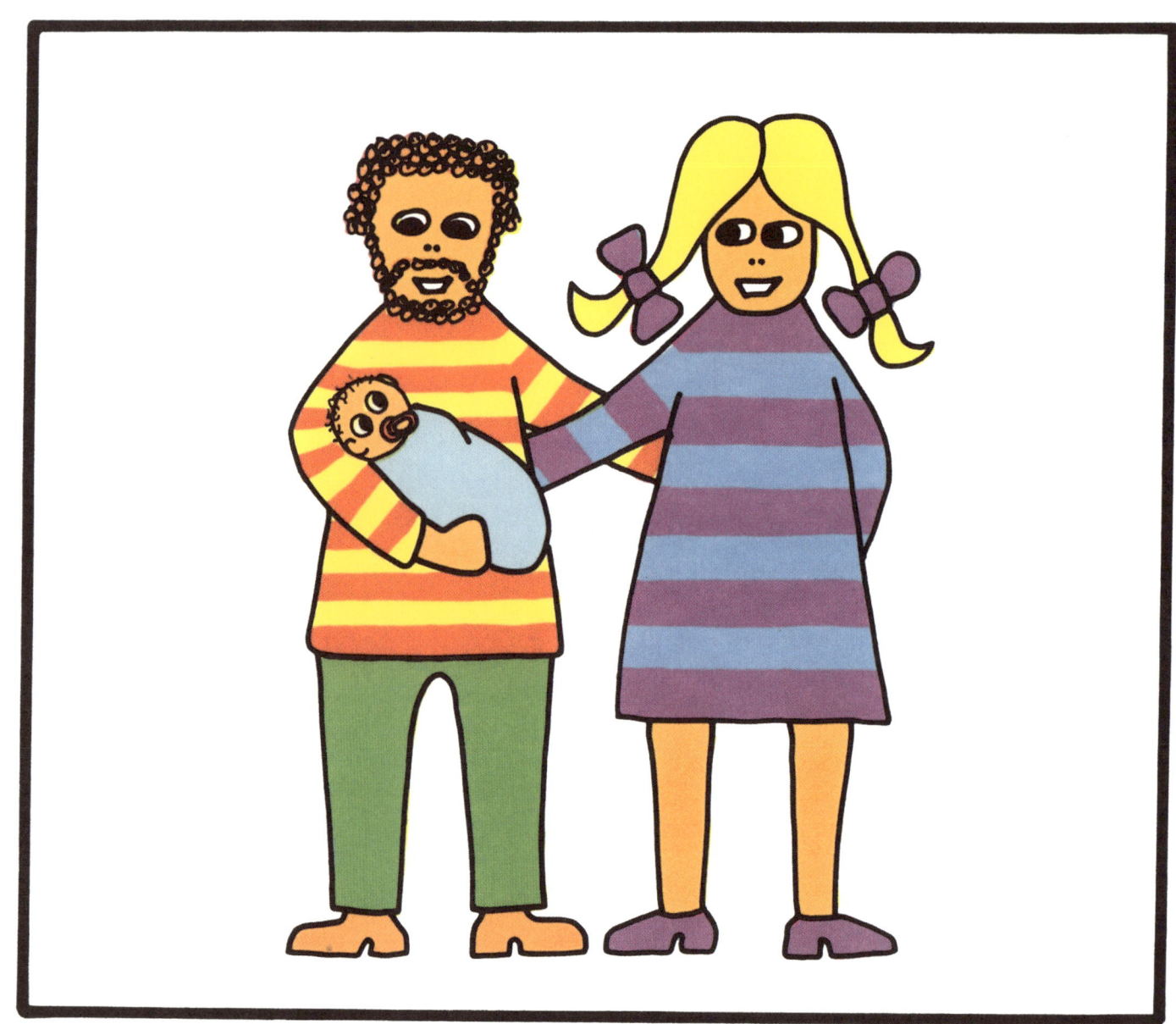

아기는 이렇게 태어나는 거야.
잘 모르는 게 있다면 엄마나 아빠에게 물어봐.
마음에 드는 다른 사람한테 물어봐도 괜찮아.